Christian Boohls
Grüne-Kaffeebohnen-Extrakt

I0440244

Impressum

1. Auflage, Dezember 2012

ISBN-Nr. 978-1481280150

CreateSpace-Verlag

Kontakt:
Christian.Boohls@gmx.de

Haftungsausschluss

Dieses Buch hat der Autor nach eigenen Erfahrungen, Recherchen und bestem Wissen geschrieben.

Obwohl der Grüne-Kaffeebohnen-Extrakt ein 100%iges Naturprodukt ist, sollten schwangere und stillende Frauen, Kinder, Jugendliche unter 18 Jahren sowie Kranke auf die Einnahme verzichten.

Vor Einnahme von Nahrungsergänzungsmitteln sollte der Rat eines Arztes eingeholt werden.

Sämtliche Haftungsverpflichtungen liegen bei den Herstellern der Produkte.

Bei Bestellungen im Ausland sind die Einfuhrbestimmungen des deutschen Zolls zu beachten.

GRÜNE
KAFFEEBOHNEN
EXTRAKT

Erfolgreich abnehmen mit dem
Megatrend aus den USA

ERFOLGE
DURCH STUDIEN
BESTÄTIGT

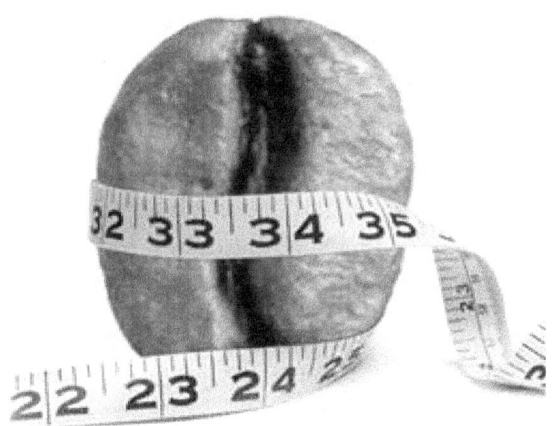

CHRISTIAN BOOHLS

Die Eigenherstellung des Extrakts

Die Zahl der Übergewichtigen hat sich seit dem Jahr 1980 mehr als verdoppelt. Im Dezember 2012 leben über 7.100.710.212 Menschen auf der Welt. Die WHO (World Health Organisation) erwartet in 2015 insgesamt 2,3 Milliarden übergewichtige Menschen (Kinder und Erwachsene) weltweit, wovon voraussichtlich mehr als 700 Millionen sogar fettleibig sein werden. Mehr als 65 % der Weltbevölkerung lebt dann in Ländern, in denen Übergewicht und Fettleibigkeit mehr Menschen töten, als Menschen mit Untergewicht.

Der erwartete Weltmarkt für 2015 für Produkte rund um das Übergewicht liegt bei mehr als 350 Milliarden US-Dollar, wie Market Research News bekannt gab. (Quelle: Einführung Doppelblind-Studie).

Übergewicht ist ein Milliardengeschäft. Diätpillen, Diätprodukte, Fertiggerichte, die man sich auch noch bequem nach Hause liefern lassen kann. Dann gibt es natürlich auch noch spezielle Damen- und Herrenbekleidungsgeschäfte, XXL-Möbel, Sicherheitsgurte, Flugzeugsitze, spezielle Reisen, Clubs, Kontaktbörsen, Restaurants, spezielle Krankenhäuser, Krankenhausbetten, Ärzte, Apotheker und sogar Särge. Die Liste lässt sich unendlich fortsetzen.

Was aber hat Kaffee nun damit zu tun?

Der Grüne-Kaffeebohnen-Extrakt

Die meisten Menschen lieben Kaffee. Nicht umsonst ist Kaffee weltweit eines der am meisten getrunkenen Flüssigkeiten. Insgesamt werden täglich 2,5 Milliarden Tassen des beliebten Heißgetränks konsumiert. Davon trinken die Deutschen durchschnittlich mehr als 150 Liter pro Jahr.

Ein Morgen ohne eine Tasse Kaffee? Für die meisten von uns unvorstellbar. Schon der Duft von gerösteten Bohnen und der Duft nach Kaffee: einfach wunderbar. Kaffee weckt die Lebensgeister und macht, wenn auch nur kurzzeitig, wacher und konzentrierter.

Trotzdem ist gerösteter Kaffee meilenweit von dem entfernt, was die grüne Kaffeebohne leisten kann. Lange bevor die Bohne geröstet ist, schmeckt sie extrem bitter. Aber sie verfügt dafür über ganz besondere Eigenschaften, die die Gesundheit positiv beeinflussen können und sie hat die Eigenschaft, die Gewichtsabnahme zu unterstützen. Das ist es, was den Rohkaffee so einzigartig macht.

Der neue Megatrend aus den USA: Grüne-Kaffeebohnen-Extrakt

Der Extrakt, um den es hier geht, wird bereits von Millionen Amerikanern mit Erfolg verwendet, ist aber in Europa noch ein Geheimtipp.

Wenn ein Nahrungsergänzungsmittel so beliebt ist, wie der Extrakt aus der grünen Kaffeebohne, könnte man denken, dass es sich um etwas Neues handelt, das gerade erst entdeckt wurde. Tatsächlich wird die grüne Kaffeebohne schon seit Jahrhunderten von den Pflückern gekaut – nicht nur wegen der Energie, die sie abgibt, sondern hauptsächlich, weil sie den Hunger dämpft und satt macht.

Man könnte glauben, dass der Hauptbestandteil des Extrakts Koffein ist. Tatsächlich ist Koffein jedoch nur in kleinsten Mengen enthalten.
Eine normale Tasse Kaffee enthält zwischen 100 und 250 mg Koffein. Nimmt man einen großen Coffee-to-go, sind es sogar schon über 400 mg. In einer Dosis des Extrakts sind gerade mal 15-25 mg Koffein enthalten. Man hat so auch keine Nebenwirkungen wie bei einem erhöhten Kaffeekonsum. Man fühlt sich weder nervös, unruhig, noch zittrig und hat auch keine Schlafprobleme, wird auch nicht ängstlich, bekommt keine Magen- oder Herzbeschwerden.

3

Es ist extrem selten, dass Nahrungsergänzungsmittel durch klinische Studien geprüft werden.
Um so sicherer kann man also sein, wenn solche
Produkte getestet, die Wirkung zusätzlich durch
klinische Studien bewiesen und dann auch noch
durch renommierte und prominente Ärzte
empfohlen werden.

Der große Hype um den Grüne-Kaffeebohnen-
Extrakt begann erst in den letzten Wochen, als
prominente Persönlichkeiten in TV-Sendungen,
Radio-Interviews, und Artikeln in namhaften
Zeitungen und Zeitschriften darüber berichteten.
So zum Beispiel die New York Times, Los
Angeles Times, USA Today, Women´s Health,
Americas Journal of Public Health und viele
weitere. Grund für die immense Medienauf-
merksamkeit sind die spektakulären positiven
Ergebnisse einiger Human-Studien und
Laborprüfungen. Durch diese Studien wurde
bewiesen, dass der Extrakt aus der grünen
Kaffeebohne wirklich beim Abnehmen hilft und
zusätzliche noch weitere erstaunliche positive
Eigenschaften besitzt.
Die bekannteste Studie wurde durch Herrn Dr.
Joe Vinson von der Universität Scranton im
Januar 2012 durchgeführt.
Die Ergebnisse dieser Studie wurde unter
anderem in der medizinischen Fachzeitschrift
'Diabetes, Metabolic Sydrome and Obesity-
Journal' veröffentlicht.

Und als Nahrungsergänzungsmittel ist der Rohkaffee-Extrakt schon seit einigen Jahren auf dem amerikanischen Markt. Ohne Werbung und mit Produktnamen wie Chlorogensäure hatte der Extrakt allerdings nur wenig Erfolg. Vor wenigen Wochen wurde in einer TV-Gesundheitssendung in den USA der Grüne-Kaffeebohnen-Extrakt als DAS Produkt für die Gewichtsabnahme vorgestellt. Seitdem hat ein wahrer Run auf den Extrakt eingesetzt.

Ist der Rohkaffee-Extrakt ein Mittel, mit dem man ganz leicht und einfach, und vor allen Dingen effektiver, abnehmen kann? Und ohne Ernährungsumstellung? Ohne Sport? Wie gesagt wird: ja.
Dass das Nahrungsergänzungsmittel in Amerika der absolute Mega-Erfolg ist, beweist, dass es mittlerweile mehr als 500 Produkte rund um diesen Extrakt gibt.

Also, was genau ist denn nun dieser Grüne-Kaffeebohnen-Extrakt? Was enthält er? Wie wirkt er? Was macht ihn so einzigartig? Und warum sind so viele Menschen von der Wirkung begeistert?

Jeder, der zu viel wiegt, schaut bewusst oder unbewusst nach Produkten, die dabei helfen, die Kilos einfach und bequem endlich wieder los zu werden. Übergewicht ist nun mal die Ursache von vielen Krankheiten, weshalb das Thema Abnehmen und die gesunde Lebensweise den Ärzten ganz besonders am Herzen liegt. Sie kämpfen gegen das, was Übergewichtige erleiden müssen – physisch und psychisch.

Nein, der Grüne-Kaffeebohnen-Extrakt ist kein Wundermittel. Er kann das Leben durch das Abnehmen verändern. Der Extrakt kann in 22 Wochen rund 10 % und mehr des Körpergewichts und 4,4 % des Körperfetts reduzieren. Je länger der Extrakt eingenommen wird, desto mehr nimmt man verständlicherweise ab.

Dr. Lindsey Duncan (Arzt und Heilpraktiker), hat 28 Jahre klinische Erfahrung, ist Spezialist, Ernährungsberater und einer der weltweit führenden Experten für Superfoods und Kräuterheilkunde. Er empfiehlt den Grüne-Kaffeebohnen-Extrakt ebenfalls: "Der Extrakt aus grünen Kaffeebohnen ist etwas Seltenes in der Welt der Nahrungsmittel, weil die Wirkung durch klinische Studien bestätigt ist. Und in diesen Studien sind vor allen Dingen keine Nebenwirkungen dokumentiert worden."

Das ist mit einer der Gründe, warum alle Ärzte von den Ergebnissen der Studien so fasziniert sind, und den Grüne-Kaffeebohnen-Extrakt empfehlen.

Hauptaussage der Ärzte:

Der Grüne-Kaffeebohnen-Extrakt ist möglicherweise derzeit die effektivste Waffe im Kampf gegen Übergewicht.

Ist normaler Kaffee auch so effektiv?

Herr Dr. Lindsey Duncan sagt: Nein, absolut nicht. Braune Kaffeebohnen sind geröstet. Sie haben eine andere Farbe, einen anderen Geruch, ein anderes Aroma und vor allen Dingen ist keine Chlorogensäure mehr in der Bohne enthalten, die durch den Röstprozess verloren geht.

Rohkaffee enthält zu 50 % Chlorogensäure. Sie schmeckt extrem bitter. Um die gleiche Wirkung zu erzielen, wie das Extrakt-Pulver, müsste man schon mehrere Hundert Tassen Kaffee am Tag trinken.

Gibt es Nebenwirkungen?

Egal welches Nahrungsmittel oder Nahrungsergänzungsmittel man einnimmt oder einnehmen möchte: Nebenwirkungen sind nie ganz ausgeschlossen, vor allen Dingen, wenn es sich um künstlich hergestellte Produkte handelt.

Bisher sind keine bestimmten Nebenwirkungen festgestellt worden. Einige Menschen berichten, dass sie während der Einnahmezeit des Extrakts ein unangenehmes Gefühl im Mund hatten. Das lag allerdings wahrscheinlich daran, dass sie sich nicht daran gehalten hatten, den Extrakt mit ausreichend Flüssigkeit (vorzugsweise Wasser) einzunehmen. Das hilft, den bitteren Geschmack der Chlorogensäure zu eliminieren.

Die in der grünen Kaffeebohne enthaltene Chlorogensäure reduziert allerdings die Eisenaufnahme durch Lebensmittel um ca. 50 %, so Frau Dr. Suzy Cohen (America´s Pharmacist) und die Vegane Gesellschaft, die in ihrem Bericht schreibt: "Wichtig auch: Die Chlorogensäure in Kaffee sowie Fluor im schwarzen Tee verringern die pflanzliche Eisenaufnahme um bis zu 50%, wenn diese Getränke zeitnah mit eisenreichen Mahlzeiten konsumiert werden. Daher unser Tipp: lieber 2-3 Stunden vor und nach diesen Mahlzeiten mit dem Konsum von Kaffee oder schwarzem Tee aufhören bzw. warten – dann kann man auch diese oft heiß geliebten Getränke genießen, ohne dass diese entscheidende negative Auswirkungen auf den körpereigenen Eisenhaushalt haben."

Eine abwechslungsreiche Ernährung mit Obst, Gemüse und Tee (kein Kräutertee), magerem Fleisch und Fisch, gleicht dieses Defizit sofort wieder aus.

Wie lange kann man den Extrakt nehmen?

Wenn es sich um ein 100% puren Extrakt handelt und man die Dosis nicht willkürlich erhöht, ist der Grüne-Kaffee-Extrakt auch für die Langzeiteinnahme gedacht.

Je schlanker man ist, je weniger man abnehmen darf bzw. will, desto geringer sollte natürlich die Dosis sein.

Welcher Wirkstoff ist im Grünen-Kaffee-Extrakt?

Hauptbestandteil und verantwortlich für die enorme Wirkung des Grüne-Kaffeebohnen-Extrakts ist die Chlorogensäure als Polyphenol. Polyphenole sind aromatische Verbindungen und gehören zu der Gruppe der sogenannten sekundären Pflanzenstoffe. Diese wirken unter anderem antioxidativ, was bedeutet, dass sie Pflanzen vor Angreifern (so zum Beispiel auch die aggressive Sonnenbestrahlung) schützen. Polyphenole sind unter anderem in Äpfeln und roten Weintrauben enthalten. So ist auch die

Studie der Vanderbilt University Medical Center interessant, die nachgewiesen hat, dass bei regelmäßigem Konsum von 100 % natürlichem Fruchtsaft das Risiko für eine Alzheimer-erkrankung um bis zu 76 % gesenkt werden kann.

Die Chlorogensäure ist besonders bekannt als Inhaltsstoff von Rohkaffee. Sie kommt als Naturstoff in vielen Pflanzen vor, so zum Beispiel in Kirschen, Äpfeln, Kiwi, Artischocken, Auberginen, Pflaumen, Kartoffeln.

Man hat festgestellt, dass die Chlorogensäure die Abgabe von Zucker ins Blut hemmt, vor allen Dingen nach dem Essen. Als Resultat regulieren sie den Stoffwechsel und helfen so bei der Gewichtsabnahme. Es ist bewiesen, dass die Chlorogensäure die Fettzellen durch einen Oxidationsprozess zum Schmelzen bringt. Dieser Prozess startet sofort, wenn man die Einnahme beginnt, und dauert so lange an, bis man mit der Einnahme des Extrakts aufhört.

Diese Tatsachen wurden in mehreren Studien bestätigt und erklärt, warum dieser Extrakt so unglaublich erfolgreich ist.

Der Extrakt hilft beim Abnehmen. Doch die Chlorogensäure in der rohen Kaffeebohne wirkt gleich mehrfach:

Das Max-Rubner-Institut hat festgestellt, dass Chlorogensäure Krebs und oxidative DNA-Schäden verhindern kann. (Bericht von Bernhard Watzl und Gehard Rechkemmer, Karlsruhe zum Thema Phenolsäuren).

Sie hilft der gesamten Gesundheit bei der Neutralisierung von Karzinogenen (Krebserregern) und unterstützt die Gesundheit von Herz und Kreislauf durch das Reduzieren des Homocystein-Levels. Die Chlorogensäure reduziert den Blut-Glukose-Level und fördert so einen gesunden Blutzucker. Kein Zucker im Blut = keine Fetteinlagerung. Sie reduziert einen zu hohen Cholesterinspiegel, regt die Fettverbrennung in der Leber an Fettstoff-wechsel) an. Sie hat einen positiven Einfluss auf Bluthochdruck und wirkt entzündungshemmend. Die Chlorogensäure ist darüber hinaus ein Radikalfänger somit auch gleichzeitig ein 100 % natürliches Anti-Aging-Produkt. Die im Rohkaffee enthaltenen Antioxidantien verlangsamen den Alterungsprozess und dienen somit unserer Schönheit.

Bei immer mehr Menschen wird Diabetes Typ 2 festgestellt. In den meisten Fällen ist Übergewicht, hauptsächlich hervorgerufen durch ungesunde Ernährung und Bewegungsmangel der Grund für diese Diagnose. Wenn man also Diabetes hat und nach einem sicheren und natürlichen Produkt sucht, das einem dabei hilft, abzunehmen, ist es sinnvoll, sich für den Grüne-Kaffeebohnen-Extrakt zu entscheiden.

In kürzlich durchgeführten Studien wurde festgestellt, das die Chlorogensäure des Kaffees das Risiko an Diabetes II zu erkranken, um 50 % senken kann.

Die Tatsache, dass der Extrakt 10 % und mehr des vorhandenen Gewichts reduzieren kann, bedeutet für viele Diabetiker die Chance, eventuell keine Diabetes-Medikamente mehr nehmen zu müssen. Das ist ein Riesenerfolg! Unter Umständen wirkt der Extrakt so gut, dass auf eine Medikamenteneinnahme eventuell sogar ganz verzichtet werden dann. Die Reduzierung oder Absetzung von Medikamenten darf allerdings nur unter der Aufsicht eines Diabetologen durchgeführt werden.

Studien bestätigen die Wirksamkeit

Es liegen klinische Studien sowie eine Vielzahl von Untersuchungen über die Wirksamkeit des Extrakts aus grünen Kaffeebohnen vor. Weitere groß angelegte klinische Studien sind in Planung.

Die Experten-Gutachten wurden unter anderem in einem bekannten Journal für Diabetes, Stoffwechselsyndrom und Übergewicht veröffentlicht. Sie beweisen, dass der Extrakt einen positiven Effekt auf den Zucker- und Fettstoffwechsel hat und dadurch beim Abnehmen hilft.

Studie von Dr. Shimoda, Seki und Aitani

Bereits im Mai 2005 führten die Herren Hiroshi Shimoda, Emi Seki und Michio Aitani (Wissenschaftler der Oryza Oil & Fat Chemical Co. Ltd., Japan) eine Studie über die Wirksamkeit von Grüne-Kaffeebohnen-Extrakt an Mäusen durch, die offiziell im März 2006 akzeptiert und veröffentlicht wurde. Diese Studie bestätigt, dass der Kaffeebohnen-Extrakt Gewichtsabnahme unterstützt.

Dr. Shimodas Resümee: "Wenn ein Mensch 1 Kilo Nahrung mehr als seinen Grundumsatz pro Tag zu sich nimmt und gleichzeitig 10 Milligramm Grüne-Kaffeebohnen-Extrakt, wird die Gewichtszunahme, die durch dieses Kilo entstehen würde, um 35 % reduziert." Die Studie wurde unter anderem in *BioMed Central Complementary and Alternative Medicine* veröffentlicht.

Studie von Herrn Dr. Joe Vinson, University of Scranton

Dr. Joe Vinson führte im März 2012 eine sogenannte Doppelblindstudie an 16 Personen durch. Eine Hälfte bekam täglich 700 mg Grüne-Kaffeebohnen-Extrakt, die andere andere Hälfte ein Placebo, um so festzustellen, ob das Produkt tatsächlich effektiv wirkt.

Exakte Zahlen aus dem offiziellen Bericht:

Es nahmen 16 Personen (8 Frauen und 8 Männer) im Alter zwischen 22-46 Jahren teil. Dauer der Studie: 22 Wochen

Ohne Veränderung der Essgewohnheiten und ohne zusätzliche Bewegung:

Resultate:

Körpergewicht -8.04 ± 2.31 kg)
BMI (-2.92 ± 0.85 kg/m^2)
= -10 % des Körpergewichts
-4.44% ± 2.00% Körperfett
Gleichzeitig wurden die Herzschläge reduziert,
-2.56 ± 2.85 Schläge pro Minute,

das bedeutet, dass der Extrakt ebenfalls positive Wirkung auf Bluthochdruck hat. Weiterhin wurde ein positiver Einfluss auf den

Cholesterinlevel und den Blutzuckerspiegel festgestellt.

Diese Ergebnisse stammen aus dem offiziellen Bericht der 'US-National Library of Medicine National Institutes of Health'. Der Artikel wurde vom 'National Center for Biotechnology Information' veröffentlicht – zur Verfügung gestellt von Dove Press.

Die Kombination von der im Rohkaffee enthaltenen Chlorogensäure und Koffein hat bewiesen, dass sie in der Lage ist, Körperfett und Gewicht zu reduzieren.

Studie einer TV-Gesundheitssendung

Eine weitere Doppelblindstudie brachte ebenso den Nachweis, dass der Grüne-Kaffeebohnen-Extrakt beim Abnehmen hilft.

Die Kriterien:
Es wurden 100 Frauen für 2 Wochen im Alter zwischen 35-49 Jahren getestet.
Der BMI lag zwischen 26 – 45 *(normal 18–25)*.
Gesundheitliche Voraussetzungen für die Testteilnahme waren:
Die Teilnehmerinnen durften keine Diabetes, keine Vorgeschichte von Herzproblemen oder Herzinfarkt haben und keine wesentlichen Medikamente einnehmen. Schwangere oder stillende Frauen waren nicht in der Teilnehmergruppe.

Die Frauen haben während dieser Studie ihre Lebens- oder Essgewohnheiten nicht geändert und auch keinen zusätzlichen Sport getrieben. Sie wurden vor der Studie durch ein ärztliches Expertenteam offiziell vermessen, also Größe, Gewicht, Taillen- und Hüftumfang, Fettanteil, BMI, Blutdruck und Puls.

Während der Testphase mussten die Teilnehmerinnen 2 x am Tag je ½ Stunde vor dem Essen je 400 mg des Grüne-Kaffeebohnen-Extrakts (in Kapseln) mit einem großen Glas Wasser einnehmen und ein Esstagebuch führen.

Das Resultat: Gesamtabnahme in 2 Wochen insgesamt 55,8 kg.

Die Gruppe mit dem Fake-Produkt nahm, wahrscheinlich alleine durch die Kraft der Gedanken (sie hätten die wirksame Kapsel) durchschnittlich 1 Pfund ab - die gesamte Gruppe 19 kg. Die Gruppe mit dem Extrakt aus den grünen Kaffeebohnen nahm 37 kg = 0,9 kg im Durchschnitt ab, also das Doppelte der Placebo-Gruppe. Und das ist genau das Gewicht, bei dem man von einer gesunden Gewichtsabnahme spricht.

Wichtig ist, dass man den wirksamsten Kaffee-Extrakt findet, um so auch wirklich sein Gewicht zu reduzieren. Mehr dazu im Kapitel "Nahrungsmittel online kaufen".

Eigenstudie des Pflanzenextrakt-Herstellers Svetol

Auf der Webseite des Pflanzenextrakt Herstellers Svetol® (de.svetol.com) ist nachzulesen, dass das Unternehmen Berkem (Spezialist im Bereich der Polyphenole) eine eigene klinische Doppelblind-Studie durchgeführt hat.

Teilnehmer dieser Studie waren 50 Probanden im Alter zwischen 19 und 75 Jahren. Die Studie dauerte 60 Tage. In diesen 60 Tagen nahm die Svetol-Gruppe 5,7 % des ursprünglichen Gewichts ab = Ø 5 kg, die Placebo-Gruppe 2,8 %.

Also fast identische Ergebnisse wie bei anderen Studien.

Die genauen Ergebnisse dieser Studie sind in einer Pressemitteilung auf de.svetol.com vom 22.02.2007 nachzulesen.

Ja, die Studien haben ergeben, dass es sich um typische Werte handelt.

Natürlich gibt es online Tausende von Produktbewertungen, die bestätigen, dass der Extrakt wirkt. Ebenso gibt es Bewertungen, bei denen angegeben wird, dass der Extrakt nicht wirkt.
Für die negativen Ergebnisse und Bewertungen sind wahrscheinlich gewisse gesundheitliche Grundvoraussetzungen, eine unregelmäßige Einnahme, Produkte mit einer geringeren Konzentration der Chlorogensäure (mindestens 45 %) oder zusätzlich zugefügte Zusatzstoffe verantwortlich.

Hält man sich an die Anweisungen:
2 x am Tag je ½ Stunde vor dem Essen 400 mg mit viel Wasser einnehmen, Kalorienzufuhr auf maximal 2.000 herunterfahren (Frauen – Männer auf 2500 Kalorien) *PLUS* Bewegung, ist der Grüne-Kaffeebohnen-Extrakt ein sehr erfolgreiches und wertvolles Tool, wenn es darum geht, überflüssiges Körperfett loszuwerden, um gesünder und glücklicher leben zu können.

Grüne-Kaffeebohnen-Extrakt online kaufen

Bei der Vielzahl an Nahrungsergänzungsmitteln kann man sehr leicht den Überblick verlieren. Zu viele unwirksame Produkte sind auf dem Markt. Künstlich hergestellte Diätpillen und Fettblocker haben zum großen Teil enorme Nebenwirkungen. Das gilt besonders bei Produkten, die man online kauft. Ganz besonders hier läuft man Gefahr, sich Produkte ins Haus zu holen, die unter Umständen illegale, gefährliche sogar tödliche Inhaltsstoffe enthalten. Nicht umsonst sind viele Nahrungsergänzungsmittel entweder verschreibungs- oder rezeptpflichtig. Aber wie schnell ist man bereit vollmundigen Versprechungen zu glauben. Klingt ja auch zu schön: ... gesund, ... hilft innerhalb von ... Tagen, gleicht ... Defizite aus, hilft gegen........, heilt ...., Alternative zum verschreibungs-/rezeptpflichtigen ....

Deshalb suchen immer mehr Menschen in natürlichen Nahrungsergänzungsmitteln Unterstützung und finden sie auch.

Bestellt man über das Internet, sind namhafte Online-Shops, wie Amazon und Markenhersteller, immer die allererste Wahl. Man kann die Verkäufer kontaktieren und Fragen stellen, wenn man bei dem einen oder anderen Punkt nicht ganz sicher sein sollte. Und man hat in der Regel keine Schwierigkeiten bei einer eventuellen Rückgabe.

Gute Onlineshops sind von "Trusted Shops" nach 100 Qualitätskriterien geprüft und mit dem Qualitätssiegel ausgezeichnet.

Kauft man über Online-Auktionshäuser, ist es ratsam Shops mit einer hohen Anzahl positiver Kundenbewertungen (mit mindestens 98 %) zu wählen. Auch hier lohnt es, sich über die Garantie und die Rückgabemodalitäten zu informieren.

In der Produktbeschreibung sollten grundsätzlich alle Inhaltsstoffe aufgeführt sein. Die Verkäufer sollten die Rücknahme des Produkts innerhalb von 14-30 oder sogar 60 Tagen anbieten, wenn man mit dem Produkt unzufrieden ist.

Der Grüne-Kaffeebohnen-Extrakt kommt ursprünglich aus Amerika. Normalerweise müssen in Amerika Nahrungsergänzungsmittel weder offiziell genehmigt, noch geprüft werden. Für die Prüfung solcher Produkte ist die FDA (U.S. Food and Drug Administration) zuständig (gleichzusetzen in Deutschland etwa mit dem Bundesamt für Verbraucherschutz und Lebensmittelsicherheit (BV) und dem Bundes-ministerium für Ernährung, Landwirtschaft und Verbraucherschutz.

Die FDA wird allerdings nur aktiv, wenn es Produktbeschwerden gibt. Sie prüft, macht die Ergebnisse auf ihrer Webseite publik und verbietet die jeweiligen Produkte.

Umso erstaunlicher ist es, dass seriöse amerikanische Hersteller von 100 % puren Kaffee-Extrakten genau diese Prüfung freiwillig vor Markteinführung durch FDA-eigenen Laboratorien durchführen lassen. Die Prüfungen fallen so positiv aus, dass diese Extrakte von der FDA offiziell genehmigt werden. Kauft man amerikanische Produkte, ist es also ein absolutes Qualitätsmerkmal, wenn auf den Produkt-etiketten der Hinweis "durch die FDA geprüft und genehmigt" vermerkt ist.

Die meisten Lieferanten aus Amerika versenden nur innerhalb des Landes und eventuell noch nach Kanada. Versendet der Händler international, wird das schon auf der Hauptweb-seite groß ausgewiesen.

Gute Grüne-Kaffeebohnen-Extrakte werden zu 100 % aus Rohkaffee hergestellt. Und Rohkaffee ist in Deutschland überall erhältlich. Von daher dürfte es auch keinerlei Einfuhrprobleme geben.

Interessant ist die Möglichkeit, sich beispiels-weise auch bei Amazon.co.uk und eBay.co.uk (England) zu informieren, ob nach Deutschland geliefert wird, da England zur EU gehört und es keine Grenzen mehr gibt.

Grundsätzlich gilt: Bei Bestellungen im Ausland sind die deutschen Zollbestimmungen zu beachten.

Kleiner Hinweis: mehr als 50 % der in Amerika rezeptfrei erhältlichen Nahrungsergänzungsmittel enthalten Substanzen, die in Deutschland nicht erlaubt sind bzw. nur rezeptpflichtig zu erhalten sind. Deshalb ist auf die Reinheit der Produkte besonders zu achten.

Der deutsche Zoll greift hart durch und schickt Päckchen/Pakete mit Nahrungsergänzungsmitteln aus dem Ausland, die den deutschen Einfuhrbestimmungen nicht entsprechen, entweder postwendend zurück oder entsorgt sie in Absprache mit dem Empfänger im Sondermüll.

Wie man den Kauf minderwertiger Extrakte vermeidet

Den Grüner-Rohkaffee-Extrakt gibt es zu kaufen als: Kapseln (zu empfehlen), ebenso als Presslinge oder auch als Pulver (wird in Joghurts, Wasser oder Säfte eingerührt, ist aber geschmacklich sehr gewöhnungsbedürftig). Der Vorteil von Kapseln oder Presslingen ist, dass man sie ohne Umstände überall mit hinnehmen kann.

Sobald irgendein Produkt so bekannt und erfolgreich ist, wie der Extrakt aus grünen Kaffeebohnen, kann man dabei zusehen, wie neue Firmen mit ähnlichen Produkten auf den Markt wie Pilze aus dem Boden schießen.
Hauptsächlich natürlich deshalb, weil der Grüne Kaffee-Extrakt als der derzeit effektivste Fettkiller gilt, den es ohne Rezept zu kaufen gibt.

Auf das sollte man achten

Gute Extrakte aus den grünen Kaffeebohnen sind zu 100% pur. Für die Herstellung des Extrakts werden ungeröstete grüne Arabica Kaffeebohnen bevorzugt, weil sie aromatischer als die Robusta Bohnen sind.
Für den Extrakt werden die rohen Kaffeekirschen verarbeitet, um so alle Inhaltsstoffe zu bewahren, die für die Gewichtsabnahme und unsere

Gesundheit entscheidend sind. Nur mit einem Extrakt der besten Qualität kann man auch die besten Abnehmerfolge erzielen. Aber wie genau findet man denn heraus, welche Extrakte gut sind?

Es ist schon seltsam, was manche Hersteller ihren Nahrungsergänzungsmitteln zulasten der Verbraucher alles an Zusatzstoffen zufügen, nur um die Produktionskosten niedrig zu halten und den Profit zu maximieren. Selbst in Europa enthalten frei verkäufliche Nahrungsergänzungsmittel oft unnütze, meist künstliche Zusatzstoffe und künstliche Süßstoffe. Sehr interessant ist das Video "Die Vitaminfalle" vom SWR, in der es unter anderem um die Gefahr (künstlicher) Vitamine geht (komplett auf www.YouTube.com zu sehen).

Es ist im Europäischen Parlament angedacht, prüfen zu lassen, inwieweit Zusatzstoffe (insbesondere künstliche) die Wirksamkeit von Nahrungsergänzungsmitteln verändern und ob sie gesundheitsgefährdend sein können. Allerdings ist hier mit Ergebnissen erst in ein paar Jahren rechnen, da erst entsprechende Studien durchgeführt werden müssen.

Hätte Mutter Natur gewollt, dass Zink oder Magnesium, Pilze oder sonstige Zusatzstoffe in der Kaffeebohne enthalten sein sollten, hätte sie die Pflanze auch mit diesen Merkmalen ausgestattet. Man nimmt an, dass Zusatzstoffe die Wirksamkeit alle Rohprodukte erheblich beeinträchtigen.

Nebenwirkungen gepanschter Produkte können sein: Kopfschmerzen, Migräne, Depressionen, Magen- und Darmkrämpfe, Verdauungsbeschwerden, Energieverlust und keine Gewichtsabnahme.

Neu in Deutschland ist, dass ähnliche Produkte unter den Namen Chlorogensäure oder Polyphenole vertrieben werden.

Seriöse Hersteller – gute Produkte

Auf den Verpackungen seriöser Produkte sind aufgeführt:

Inhaltsstoffe:
Hergestellt aus 100 % Rohkaffee mit
mindestens 45 % Chlorogensäure
(besser 50 %)

Von Vorteil ist auch der Hinweis: GCA (Green Coffee Antioxidant).

Da zum Beispiel in China keine Prüfungen der Inhaltsstoffe und der Verarbeitung durchgeführt werden, sind Nahrungsergänzungsmittel, die in Amerika oder Europa hergestellt und geprüft werden, eindeutig die bessere Wahl.

Es ist wichtig, dass es sich um ein 100 % pures Produkt handelt, dem keinerlei Zusätze zugefügt wurden. Keine Pilze, kein Guarana, kein Mangoextrakt, kein Magnesiumstearat, keine Füllmaterialien oder Sonstiges.

Allergiker sollten auf diese Hinweise achten: frei von künstlichen Farbstoffen, Geschmacksstoffen, Konservierungsmitteln, Zucker oder Aspartam, Magnesiumstearat, Gelatine, Maltodextrin.
Der Extrakt sollte frei sein von Weizen, Gluten, Gerste, Soja, Eiern, Milch und Milchprodukten. Handelt es sich um Kapseln, sollte der Hinweis vermerkt sein, dass es sich um rein vegane Kapseln handelt und bei Tabs, dass keinerlei Presshilfen verwendet wurden.

Auch ein Hinweis auf eventuelle Nebenwirkungen sollte nicht fehlen.

Auf der Verpackung sollte die komplette Firmenadresse oder zumindest eine Kontaktmöglichkeit (Telefon oder eMail-Kontakt) stehen.

Bei guten amerikanischen Produkten werden Nachweise über die Prüfungen von und durch die FDA und eventuell über die Prüfung in weiteren Laboratorien genannt.

Ein Mindesthaltbarkeitsdatum ist bei ausländischen Produkten allerdings eher selten.

Seriöse Hersteller / Verkäufer bieten eine Rücknahmegarantie des Produkts im Zeitraum von 15-30, manchmal sogar 60 Tagen bei voller Kaufpreiserstattung an.

Vorsicht beim Kauf von Produkten, wenn man die Sprache auf den Verpackungen nicht versteht, bei Verpackungen, auf denen keine detaillierte Inhaltsangabe zu finden ist, bei Beschreibungen, die grammatikalische Fehler enthalten. Es sollten auch keine Wunder versprochen werden. Vor allen Dingen die Worte "schnell, lang anhaltend, sofort, in Minuten, in wenigen Tagen, nur 1 oder 2 Wochen" sind Warnzeichen, die man nicht übersehen sollte.

Das alles mag sich im ersten Moment vielleicht kompliziert und umständlich lesen, aber für die eigene kostbare Gesundheit ist ein kleiner Aufwand an Vorsichtsmaßnahmen mehr als gut investierte Zeit.

Grünen-Kaffee-Extrakt selbst herstellen?

Wer die Wirkung erst einmal testen möchte, kann einen annähernd ähnlichen Extrakt selbst herstellen. Der Extrakt in Pulverform, als Tab oder als Kapsel dürfte allerdings von der Wirksamkeit her weit effektiver sein.

Der Vorteil des selbst hergestellten Extrakts ist: man kann mit ganz kleinen Mengen experimentieren, ob man den Extrakt auch wirklich verträgt.

Wenn man seinen Extrakt selbst herstellt, sollte man nicht zu viel Rohkaffee kaufen. Nach wenigen Monaten verlieren die Bohnen ihr Aroma und ihre Wirkstoffe. Da man immer problemlos nachkaufen kann, langen für den Anfang 1 bis 5 Pfund.

Die beste Rohkaffee-Qualität finden

Natürlich gibt es Unmengen von Kaffeesorten. Wichtig ist, dass die Kaffeebohnen qualitativ hochwertig sind. Am besten eignen sich Rohkaffeebohnen aus Kolumbien, Hawaii oder Brasilien. Man sollte Arabica Bohnen bevorzugen, sie haben eine höhere Konzentration an Polyphenolen, sind also wirksamer und sie schmecken auch besser und reichhaltiger als die Sorte Robusta.

Die Bohnen sollten die gleiche Größe und die gleiche Farbe haben. Ist das nicht der Fall, hat man nicht die beste Qualität gekauft. Man sollte an den Bohnen riechen und sie berühren können, um die Qualität der Bohnen zu testen. Riechen die Bohnen rauchig, haben sie eine schlechtere Qualität. Fühlen sie sich brüchig an, weiß man, dass irgendetwas beim Trocknungsprozess falsch gelaufen ist.

Rohkaffee bei lokalen Kaffeehändlern kaufen

In vielen Städten gibt es Geschäfte, in denen man (meist geröstete) Kaffeebohnen kaufen kann. Ein neuer Trend ist, sich die Kaffeebohnen selbst zu rösten, weshalb diese Händler auch grüne Rohbohnen anbieten. Man sollte den Händler fragen, aus welchen Region der Kaffee stammt.

Rohkaffee in Coffeeshops kaufen

Manchmal bieten auch Coffeeshops rohe Kaffeebohnen an. Und das oft auch in kleinen Mengen von einem Pfund oder einem Kilo.

Online rohe Kaffeebohnen kaufen

Ein anderer Weg ist es, die Kaffeebohnen online zu bestellen. Viele Online-Händler bieten allerdings oftmals Bohnen minderer Qualitäten an. Wenn man online kauft, sollte man das nur bei renommierten Kaffeehändlern oder Kaffeehäusern tun.

Natürlich gibt es auch bei Verkäufern der bekannten Online-Auktionshäusern Rohkaffee zu kaufen. Finger weg von seltsamen Verpackungen, wie Cellophantüten oder Plastiktütchen. Wichtig beim Onlinekauf: man sollte sich über die Rückgabemöglichkeit der Ware und die Erstattung des Kaufpreises informieren (steht meist in den Allgemeinen Geschäftsbedingungen – AGB), damit es kein böses Erwachen gibt, wenn man nicht mit der Qualität zufrieden ist.

Weitere geeignete Lieferantenquellen findet man durch die bekannten Suchmaschinen unter dem Begriff *grüne Kaffeebohnen, Rohkaffee, Green Coffee Beans, Raw Coffee.*

<u>Sie brauchen für ca.</u> 2 -3 Tage:

70 g grüne Kaffeebohnen
300 g destilliertes Wasser
Kleiner Topf oder kleine Pfanne für die Zubereitung
Steriles Gefäß zur Aufbewahrung
Süßmittel

Die grünen Kaffeebohnen und das Wasser zum Kochen bringen und dann für mindestens 10-15 Minuten auf kleinster Flamme nur leise vor sich hinköcheln lassen, da sonst die wertvollen Inhaltsstoffe verloren gehen.

Den Topf von der Kochstelle nehmen und den Extrakt für mindestens 1 Stunde abkühlen lassen. Je länger man den Extrakt ziehen lässt, umso stärker wird er.

Da der Extrakt nicht jedem pur schmeckt (er ist sehr bitter), kann man Süßmittel hinzugeben. Geeignet sind etwas Honig oder Natursirups.

Wenn der Kaffee-Extrakt abgekühlt ist, füllt man ihn (ohne die Bohnen) in ein steriles Gefäß (zum Beispiel in eine Braunglasflasche mit Schraubverschluss). Auf jeden Fall dunkel und kühl aufbewahren.

Um einen ähnlichen Effekt zu erzielen, wie der konzentrierte Kaffee-Extrakt in Pulverform bewirkt, wird empfohlen, je 2 Tassen morgens und abends zu trinken.

Abnehmen ist niemals einfach, selbst wenn man eines der populärsten und effektivsten Diätprodukte aller Zeiten nutzt.

Es wäre fantastisch, wenn man das ganze Drumherum komplett dem Produkt überlassen könnte. Wie wäre es, wenn man nicht darauf achten müsste, was man isst und trinkt und ohne dass man sich zusätzlich nicht wenigstens ein wenig bewegt? Wir wissen alle: so funktioniert das auf Dauer leider nicht.

Deshalb hier ein kleiner Quick-Start-Guide, um die besten Abnehmerfolge mit dem Grüne-Kaffeebohnen-Extrakt zu erzielen:

Die meisten Hersteller des Extrakts schreiben, dass man nur 2 Kapseln pro Tag mit einem großen Glas Wasser einnehmen muss. Das Wasser ist sehr wichtig, es hilft die Vorteile der Extraktwirkstoffe zu aktivieren. Außerdem füllt Wasser zusätzlich den Magen (so ist man weniger hungrig) und es schützt vor dem bitteren Geschmack der Chlorogensäure bei einem Aufstoßen.

Wenn man mit der Einnahme des Extrakts beginnt, stellt man fest, dass man sich viel weniger hungrig fühlt, kleinere Portionen essen muss, um satt zu sein und auch viel länger satt bleibt.

Ernährt man sich zusätzlich auch noch kalorien- und kohlenhydratreduziert und bewegt sich endlich, kann man seine Abnehmerfolge nahezu verdoppeln. Ein täglicher Spaziergang von einer halben Stunde reicht für den Anfang. Mit zusätzlich 2-3 mal die Woche tanzen unterstützt man die Gewichtsabnahme und kurbelt den Fettverbrennungsturbo enorm an. Tanzen kann man hervorragend zu Hause, auch im Sitzen. Man kann sich die passende Musik selbst aussuchen, ist unbeobachtet, wenn man möchte und kann Pausen machen, wann immer man möchte. Wer es mal mit dem Tanz-Fitnessprogramm Zumba versuchen möchte, findet auf YouTube Videos für Anfänger.

Vergewissern Sie sich, dass Sie ein qualitativ hochwertiges Produkt kaufen, das 100 % natürlichen Kaffee-Extrakt enthält, um so die Ergebnisse zu erzielen, die Sie erwarten.

So kann der Grüne-Kaffee-Extrakt seine Arbeit tun und die Pfunde werden purzeln.

Viel Erfolg!

Links

Auswertung der Doppelblindstudie
US. National Library of Medicin National Institute of Health
http://www.ncbi.nlm.nih.gov/pmc/articles/PMC3267522/

U.S. Food and Drug Administration
http://www.fda.gov/food/dietarysupplements/default.htm

Vegane Gesellschaft
http://vegane-gesellschaft.org/eisen-tipps

Die Video "Die Vitaminfalle" Sendung vom SWR
ist auf YouTube zu finden

Quellen

Food-Consult

U.S. Food and Drug Administration (FDA)

Bundesamt für Verbraucherschutz und
Lebensmittelsicherheit (BV)

Bundesministerium für Ernährung, Landwirtschaft
und Verbraucherschutz

Deutscher Zoll

Herr Dr. Lindsey Duncan

Frau Dr. Caroline Apovian, MD – Director Center for
Nutrition & Weight Management

Frau Dr. Kristin Kirkpatrick, MS, RD, LD – Wellness
Manager Cleveland Clinic

Frau Dr. Suzy Cohen, America´s Pharmacist

Dr. Joe Vinson von der University of Scranton, Studie

Dr. Shimoda

Digital Journal

Verordnung über Nahrungsergänzungsmittel vom 24.05.2004 (bis dato kein neueres Exemplar vorhanden)
> Bundesministerium der Justiz in Zusammenarbeit mit Juris.de
  http://www.gesetze-im-internet.de/nemv/index.html

Medizinisches Blatt "Basiswissen aktualisiert"

Max-Rubner-Institut – Artikel von Bernhard Watzl und Gerhard Rechkemmer

Health Food Post (BBB Accredited Business)

Dove Press

US. National Library of Medicin National Institute of Health

Natural News

Science Daily News

BioMed Central Complementary and Alternative Medicine

Wikipedia

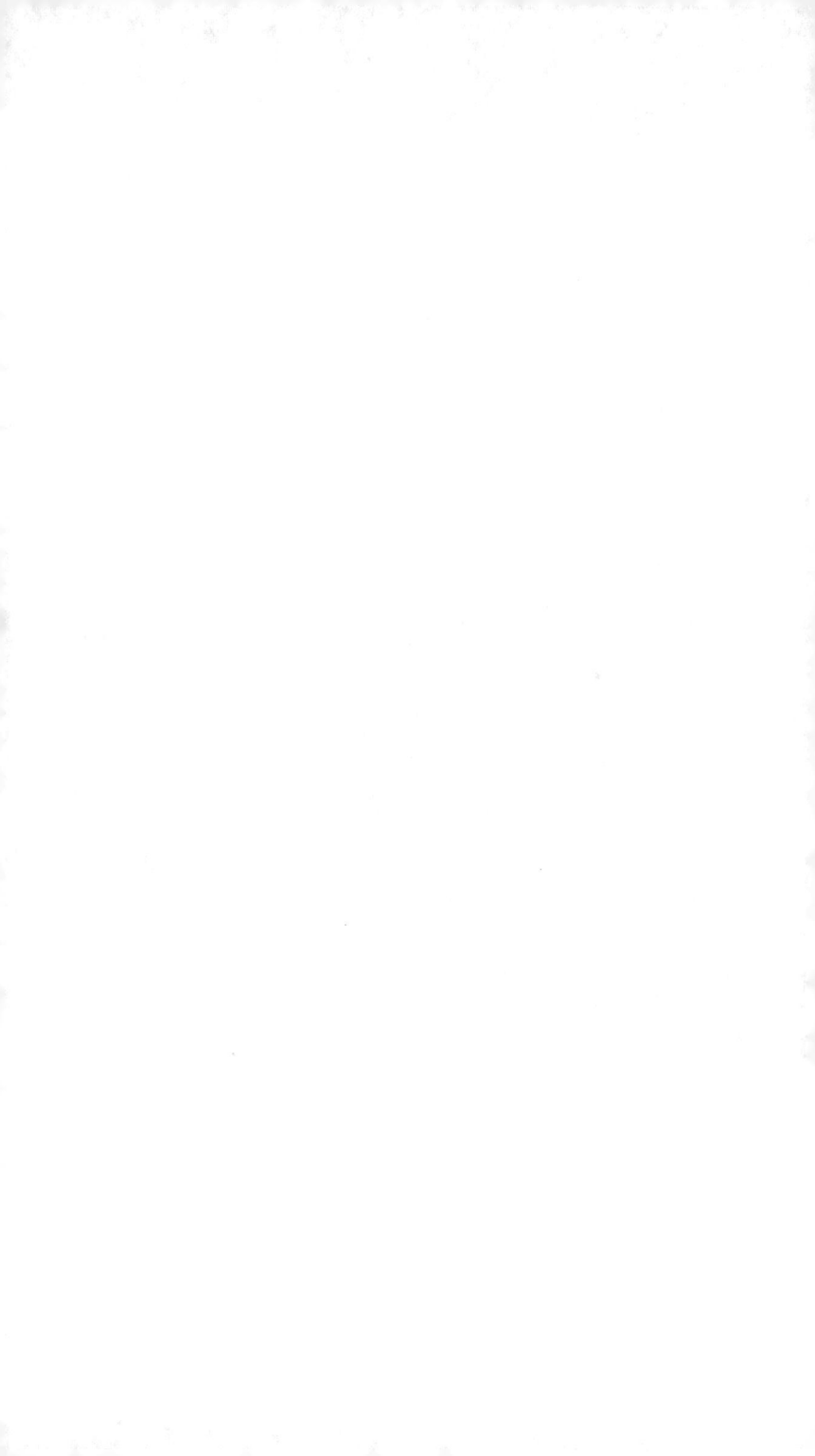

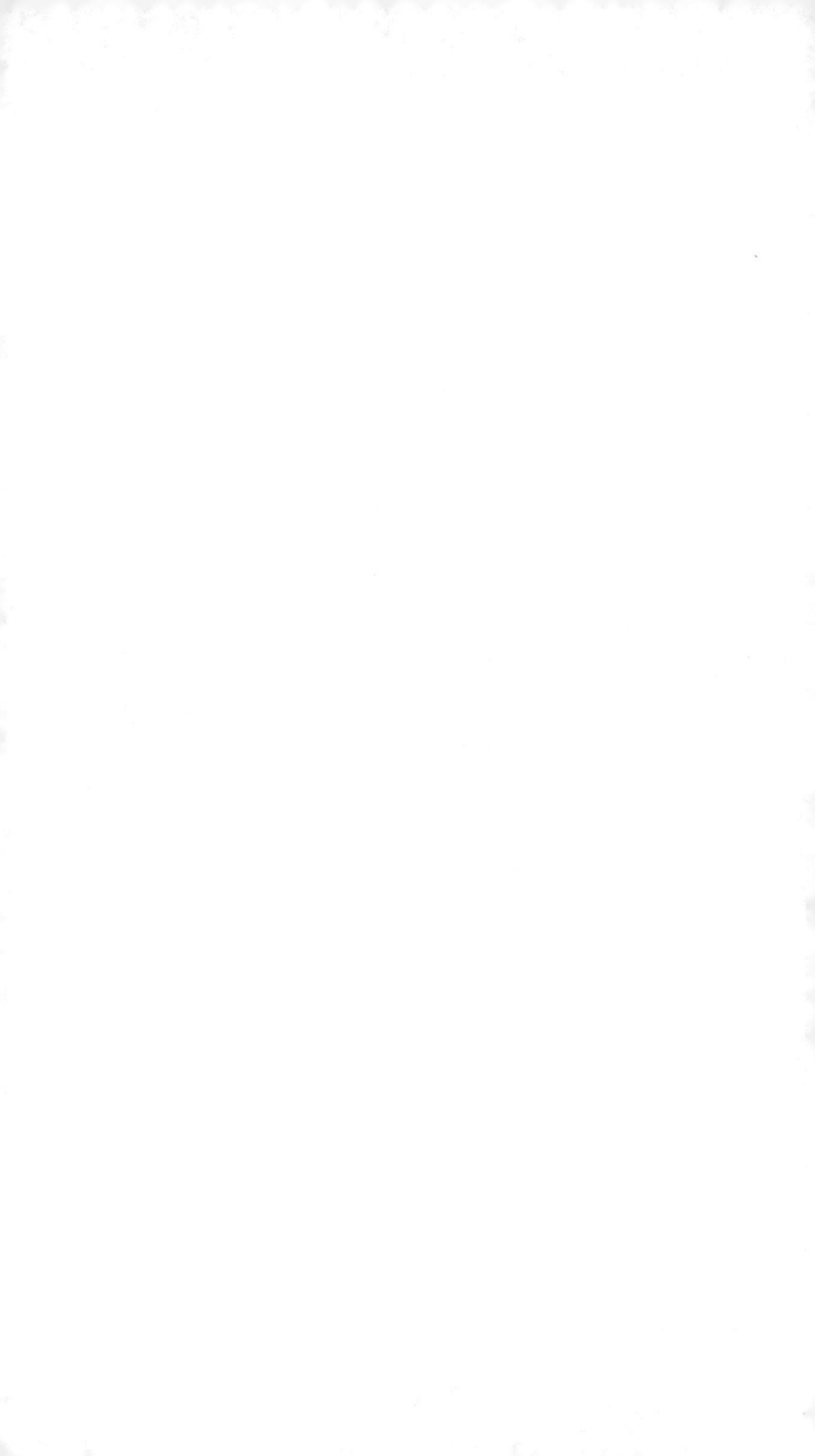

www.ingramcontent.com/pod-product-compliance
Lightning Source LLC
Chambersburg PA
CBHW070502290526
45790CB00003B/1064